DE L'INSUFFISANCE

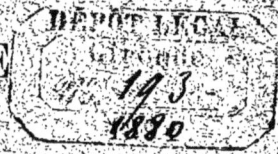

DES

INSTITUTIONS D'HYGIÈNE

A BORDEAUX

PAR

Paul DUPUY

PROFESSEUR A LA FACULTÉ DE MÉDECINE
CONSEILLER MUNICIPAL

—◁◦▷—

BORDEAUX

IMPRIMERIE DE J. DELMAS
Rue Sainte-Catherine, 133

—

1880

DE L'INSUFFISANCE

DES

INSTITUTIONS D'HYGIÈNE

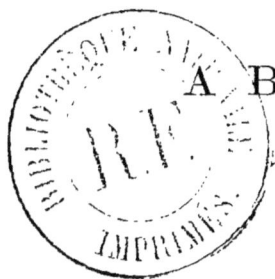

A BORDEAUX

PAR

Paul DUPUY

PROFESSEUR A LA FACULTÉ DE MÉDECINE,
CONSEILLER MUNICIPAL

———————⋙◦◦◦◦◦⋘——— — —

BORDEAUX

IMPRIMERIE DE J. DELMAS

Rue Sainte-Catherine, 159

—

1880

DE L'INSUFFISANCE

DES

INSTITUTIONS D'HYGIÈNE

A BORDEAUX

———————⟩—⟨———— —— —

Nous possédons, à Bordeaux, un Conseil sanitaire maritime, un Conseil d'hygiène départemental, et divers services municipaux s'appliquant à la défense des intérêts de la santé publique.

1° *Conseil sanitaire.*

Le service sanitaire, tel qu'il existe en France, a pour base la loi du 3 mars 1822. Un règlement spécial pour la Gironde (1) fut édicté en 1834 (2), confiant le service à l'Intendance sanitaire de Bordeaux « placée en premier ordre sous la direction immédiate du préfet et agissant par l'intermédiaire des commissions sanitaires établies dans son ressort. » Il y avait trois commissions : celles de Trompeloup, de Blaye et de la Teste, qui étaient « chargées de l'exécution des lois, ordonnances et règlements, sous la direction immédiate de l'Intendance. » Les membres de

---

(1) Tous les ports de l'Océan et de la Manche ne sont certainement point dans les mêmes conditions, au point de vue de la salubrité. Les dangers qui menacent Bordeaux peuvent être réduits sensiblement à zéro pour le Havre. Il y a donc un inconvénient réel à trop généraliser un règlement.

(2) Ordonnance du 13 mai 1834

la commission de Trompeloup exerçaient les fonctions d'officiers de police judiciaire, en matière de contraventions, dans toute l'étendue de leur ressort, concurremment avec les *agents sanitaires*, délégués de la commission. Celle-ci était composée du maire de Pauillac, du directeur du lazaret, et de quatre officiers de l'établissement : l'inspecteur, le médecin, le chirurgien, l'interprète.

Le service sanitaire ainsi constitué avait un caractère essentiellement administratif, ce qui n'excluait en rien la compétence des membres les plus autorisés de la commission. A celle-ci appartenait le rôle vraiment actif. En somme, l'institution était très autonome, presque indépendante du pouvoir central. Mais c'était trop de liberté pour la période néfaste qui eut la révolution de 1848 pour avant-coureur.

Un nouveau règlement, en date du 24 décembre 1850, a organisé le service sur des bases différentes, et on a établi : 1º un agent responsable du gouvernement, ayant le titre de directeur de la santé; 2º un conseil local. Celui-ci, composé « d'éléments administratifs, commerciaux et scientifiques, » n'a en réalité, malgré un certain contrôle, que voix consultative. L'élément scientifique consiste dans l'adjonction de deux membres du Conseil d'hygiène. D'après les termes mêmes du dernier règlement (22 février 1876), le conseil sanitaire est composé de quatorze membres, dont le directeur de la santé et les deux membres du Conseil d'hygiène sont les seuls membres de droit qui représentent la science médicale.

. La commission sanitaire a donc perdu son caractère administratif, mais le décret du 22 février 1876 contient un article 111 ainsi conçu :

« Ils (les conseils sanitaires) proposent au préfet, pour être soumis au ministre de l'agriculture et du commerce, les changements ou additions à introduire dans les règlements locaux concernant le service sanitaire de leur circonscription. »

Préoccupé de certains dangers très sérieux pour la ville de Bordeaux que crée, au point de vue réglementaire, la désassimilation rétablie, par le décret du 22 février 1876, entre les ports de la Méditerranée et ceux de l'Océan Atlantique, le comité sanitaire de la Gironde déclara, en 1877, que, vu les conditions spéciales de Bordeaux relativement aux pays exportateurs de la fièvre jaune, le nouveau règlement était une menace permanente pour notre ville. Il pria donc M. le Ministre de vouloir bien remettre en vigueur l'assimilation du régime des deux mers (1). Cette demande, sanctionnée par un vote conforme du Comité d'hygiène, est restée non avenue. Il ne faudra rien moins qu'une importation de la fièvre jaune, comme à Saint-Nazaire, pour qu'on revienne sur un parti pris.

Chacun sait que les épidémies de variole ont eu, à Bordeaux, un caractère plus redoutable que les diverses invasions du choléra. Sur l'initiative de notre infatigable confrère M. le Dr Levieux, toujours sur la brèche quand la santé publique est en cause, le Conseil sanitaire déclara, en 1878, qu'au point de vue des mesures de protection, il était impossible d'admettre la distinction existant actuellement entre les grands ports, qualifiés de *foyers permanents de variole,* et les petits ports. En effet, d'après les recherches de M. Levieux, la plupart de nos épidémies de variole, depuis trente ans, nous sont venues par voie de mer ; ou bien le génie épidémique sur le point de s'éteindre a reçu, par cette voie-là, comme une fécondation nouvelle. En conséquence, le Conseil demanda de faire maintenir au lazaret tout individu atteint de variole, jusqu'à ce que l'autorité sanitaire locale eût déclaré qu'il avait cessé d'être dangereux pour la santé publique.

Ce vœu du Conseil sanitaire, appuyé d'un vœu conforme que je sollicitai et obtins de mes collègues du Conseil municipal, n'a pu trouver grâce devant l'autorité supérieure.

Tels sont quelques-uns des fruits portés par la constitution présente de nos institutions d'hygiène, relativement à la police sanitaire maritime (2). On ne consulte parfois les gens que pour leur donner tort (3). Telle a été souvent la fortune du Comité d'hygiène départemental, comme en témoigne son histoire. On ne tient compte, d'ordinaire, des avis d'un censeur que lorsque, au préalable, on est décidé à s'y conformer.

---

(1) Cette demande avait le tort de trop généraliser. Il eût suffi d'une règlementation spéciale à notre région.

(2) Ayant l'honneur de faire partie du Comité sanitaire comme délégué du Conseil municipal, et ayant été le rapporteur des deux questions relatives à la fièvre jaune et à la variole, j'ose espérer qu'on ne verra, dans ce qui précède, aucune critique à l'adresse du Comité sanitaire lui-même. Son caractère surtout consultatif est en grande partie la cause de l'insuffisance de son action.

(3) Je dois avouer qu'il n'en a pas été tout à fait ainsi lorsqu'on a fait le nouveau règlement général de la police sanitaire. On prit l'avis de la Chambre de commerce de Bordeaux, mais on se garda bien de consulter le Comité sanitaire. Il s'y trouve trop de médecins pour que sa réponse fût douteuse.

2° *Conseil d'hygiène.*

Ce Conseil est à la fois d'arrondissement et départemental. De nature essentiellement consultative, il a eu, à l'origine, comme tous ses semblables, un ensemble d'attributions répondant à un véritable programme. Ce programme est ainsi formulé par le décret constitutif du 18 décembre 1848, titre II, art. 9 :

1° L'assainissement des localités et des habitations ;

2° Les mesures à prendre pour prévenir et combattre les maladies endémiques, épidémiques et transmissibles ;

3° Les épizooties et les maladies des animaux ;

4° La propagation de la vaccine ;

5° L'organisation et la distribution des secours médicaux aux malades indigents ;

6° Les moyens d'améliorer les conditions sanitaires des populations industrielles et agricoles ;

7° La salubrité des ateliers, écoles, hôpitaux, maisons d'aliénés, établissements de bienfaisance, casernes, arsenaux, prisons, dépôts de mendicité, asiles, etc., etc.;

8° Les questions relatives aux enfants trouvés ;

9° La qualité des aliments, boissons, condiments et médicaments livrés au commerce ;

10° L'amélioration des établissements d'eaux minérales appartenant à l'État, aux départements, aux communes et aux particuliers, et les moyens d'en rendre l'usage accessible aux malades pauvres ;

11° Les demandes en autorisation, translation ou révocation des établissements dangereux, insalubres ou incommodes ;

12° Les grands travaux d'utilité publique : constructions d'édifices, écoles, prisons, casernes, ports, canaux, réservoirs, fontaines, halles ; établissement des marchés, routoirs, égouts, cimetières ; la voirie, etc., etc., sous le rapport de l'hygiène publique.

« Art. 10. — Les Conseils d'hygiène publique d'arrondisse-
» ment réuniront et coordonneront les documents relatifs à la
» mortalité et à ses causes, à la topographie et à la statistique
» de l'arrondissement en ce qui touche à la salubrité publique. »

« Art. 12. — Le Conseil d'hygiène publique et de salubrité
» du département aura pour mission de donner son avis :

» 1º Sur toutes les questions d'hygiène publique qui lui seront
» renvoyées par le Préfet ;

» 2º Sur les questions communes à plusieurs arrondissements
» ou relatives au département tout entier.

Il sera chargé de centraliser et coordonner, sur le renvoi du
Préfet, les travaux des Conseils d'arrondissement. Il fera chaque
année, au Préfet, un rapport général sur les travaux des
Conseils d'arrondissement.

De plus, d'après l'article 4 du titre 1ᵉʳ, le Conseil départemental doit réunir les attributions des Conseils d'hygiène
d'arrondissement aux attributions particulières qui sont énumé-
rées à l'article 12.

Un pareil programme embrassant, sauf le service des mœurs
et la question des nourrices (1), tout le domaine de l'hygiène
publique, avait le tort grave de trop embrasser pour bien
étreindre. Je ne saurais y voir autre chose qu'un idéal demeuré
au moins en partie platonique, par la force même des choses.
Aussi, comme le dit mon distingué collègue, M. le Dʳ Layet :
« La grande majorité des Conseils d'hygiène, faute d'un lien
» qui les unit entre eux, faute de recherches spéciales entreprises
» par l'élément local, ont vu leurs attributions se restreindre
» pour ainsi dire aux seules demandes en autorisation, trans-
» lation ou révocation des établissements dangereux, insalubres
» ou incommodes (2). »

Il est intéressant de rechercher si, dans le cas particulier du
Conseil départemental de la Gironde, l'assertion de M. le Dʳ Layet
est pleinement justifiée, ou si elle comporte d'importants
correctifs. Quelques détails historiques feront mieux comprendre
le rôle de ce Conseil qui relève, comme origine première, d'un
arrêté du 9 août 1831, pris par le comte de Preissac, Préfet de
la Gironde. J'extrais les articles 2 et 3 de l'arrêté :

« Art. 2. — Le Conseil central de salubrité donnera son
» avis, soit spontanément, soit d'après la demande qui lui en
» sera faite par nous, sur toutes les questions intéressant la
» santé publique.

» Art. 3. — Il se réunira au moins une fois par mois. » (Il

---

(1) En 1874, sur une demande du Préfet, M. Bulard fit un rapport au
Conseil sur cette question des nourrices.

(2) Un mot sur les attributions du Bureau municipal d'hygiène a Bordeaux.

n'est point question d'un droit de convocation que se serait réservé le Préfet).

Dans ces termes, le Conseil de salubrité jouissait d'une faculté d'initiative formellement reconnue. Son rôle n'était point passivement consultatif, et le recueil de ses travaux, de 1831 à 1848, le montre également empressé à remplir la double mission qui lui avait été confiée. Il donne des avis sur les questions qui lui sont soumises, et il avertit l'autorité quand il le juge nécessaire. C'est ainsi qu'ont vu le jour de nombreux rapports ayant trait aux établissements insalubres, à l'assainissement des marais de Bordeaux, à l'état malsain des ruisseaux de la ville, à l'alimentation sous ses formes variées, au régime des prisons, aux épidémies diverses, à la vaccine, à la police des cimetières, etc. A l'un des membres, M. Guichenet, vétérinaire du département, on doit la proposition de créer le service important d'une inspection municipale de la viande consommée. Agissant (1838) sur l'invitation préalable du Préfet, le Conseil de salubrité demanda de nombreuses modifications au régime intérieur du dépôt des vénériens (1), et à un règlement sur la police des mœurs dû à M. David Johnston, alors maire de Bordeaux ; c'est ainsi que, pour le personnel du dépôt, il proposait :

			(Arrêté du Maire.)	
Traitement du directeur.	. . .	1,500 fr.	. . . . . au lieu de	2,000 fr.
— de la lingère.	. . . .	500	—	0
— d'un infirmier .	. . . .	150	—	160
— d'un médecin en chef		800	Deux médecins. .	0
— d'un élève.	. . . . .	300		

Puis, titre II, chap. 3, le Conseil proposa de modifier les articles 49, 52, 77, 81, 141, 143, et de supprimer les articles 69, 145, 146, 148.

Le Maire accepta quelques modifications pour les traitements. Celui du directeur fut fixé à 1,600 fr. ; celui de la lingère à 400 fr. L'infirmier eut la bonne fortune de n'avoir aucune réduction sur ses appointements. Les 800 fr. pour le médecin en chef et les 300 fr. de l'élève furent rejetés. Aucun article du règlement de la police des mœurs ne fut supprimé, et il n'y eut de modifications acceptées que sur les articles 77, 81 et 141.

Je cite ces faits, vraiment topiques, afin de faire mieux ap-

(1) Ce dépôt a pris le nom d'Hôpital Saint-Jean l'année suivante.

précier la vraie physionomie du rôle rempli, à une certaine époque, par le Conseil de salubrité. Dans l'espèce, il avait certainement la raison de son côté pour la plupart des changements qu'il proposait à l'arrêté du Maire, mais aujourd'hui comment prendrait-on une pareille ingérence, surtout relativement à la question du traitement du personnel ? Ce serait le cas de crier au conflit, si celui-ci pouvait exister entre le Conseil d'hygiène et le Maire de Bordeaux.

Le Conseil, réorganisé une première fois par le Préfet, en 1844, fut reconstitué le 12 juin 1849 sur les bases de l'arrêt ministériel du 18 décembre 1848. Il n'était plus en principe que purement consultatif, ne se réunissait ou n'était appelé à se réunir que tous les trois mois. Mais il y avait des traditions locales, et celles-ci furent plus fortes que les termes restrictifs du nouveau règlement (1). L'activité du Conseil, provoquée ou non par l'autorité supérieure, s'appliqua à la plupart des questions relatives au vaste programme en rapport avec ses attributions. De là de très nombreux travaux relatifs aux établissements ou localités insalubres, épidémies, épizooties, travaux publics, boissons, aliments. Il fait organiser un concours annuel pour propager la vaccination, demande et obtient un médecin vaccinateur en résidence à Bordeaux (1854) ; se préoccupe des chiens errants, du transport des poudres, de la question de l'oïdium, des dangers auxquels donne lieu le pétrole ; dresse la liste médicale de la Gironde ; demande à coordonner les travaux des conseils d'arrondissement, en 1853, et, fatigué de vainement attendre, sollicite la suppression desdits conseils, en 1874 ; répond à l'enquête parlementaire sur les conditions du travail en France ; fait organiser des commissions sanitaires dans la ville de Bordeaux, en 1873, et enfin fait établir des commissions cantonales dans tout le département (1873).

Je crois devoir mentionner spécialement, à cause de leur importance, un certain nombre des publications du Conseil de salubrité, puis du Conseil d'hygiène de la Gironde. En 1848, les rapports de M. Manès (Mesures préventives contre le choléra); de M. Burguet (Marais de Bordeaux, de Bruges, du Bouscat);

---

(1) Une circulaire ministérielle de 1873 reconnaît, paraît-il, le droit d'initiative aux conseils d'hygiène. Celui de la Gironde avait exercé le droit avant de l'obtenir.

de M. Levieux (Petite vérole et vaccination, en réponse au rapport adressé par le médecin des épidémies au Préfet). Le rapport sur l'épidémie cholérique de 1849 (Dr Levieux); le rapport de M. Gintrac sur le choléra de 1854. En 1863, le mémoire sur la prostitution publique, de M. Jeannel. En 1871, le rapport de M. Levieux sur les causes d'insalubrité de Bordeaux. En 1873, le rapport sur les questions générales des cimetières, par M. Martin Barbet.

L'activité du Conseil d'hygiène s'est manifestement appliquée à la plupart des questions qui font partie de son programme d'attributions. Je vais signaler, en parcourant les décrets constitutifs, les tempéraments que l'institution comporte et les *desiderata* de son œuvre.

ART. 9.— 1° L'assainissement des localités et des habitations.

La loi du 22 avril 1850 porte que : « Dans toute commune » où le Conseil municipal l'aura déclaré nécessaire par une » délibération spéciale, il nommera une commission chargée de » rechercher et indiquer les mesures indispensables d'assainis- » sement des logements et dépendances insalubres, mis en » location ou occupés par d'autres que par le propriétaire, » l'usufruitier et l'usager. » L'utilité de cette loi et la nécessité de son application furent sans doute reconnues, à Bordeaux, par le Conseil central, qui ne fit entendre aucune doléance à ce sujet, et ne dut voir que des collaborateurs dans les membres de la commission des logements insalubres.

2° et 3° L'existence antérieure des Comités sanitaires, des médecins des épidémies, des vétérinaires chargés du service des épizooties, tempèrent à divers égards les attributions des Conseils d'hygiène.

On le voit, néanmoins, s'inspirant du rôle propre du Comité sanitaire, que tenait en bride une réglementation ne lui laissant aucune spontanéité auprès de l'autorité supérieure, appeler l'attention du Préfet, par l'organe de son vice-président, M. le Dr Levieux, sur les dangers d'importation cholérique du fait des arrivages de la Guadeloupe (1866). Dans une autre circonstance, le Conseil s'élève avec force contre un rapport au Préfet, dû à M. Marchant, médecin des épidémies, qui prétendait que le virus vaccin était plutôt nuisible qu'utile, et sans efficacité préservatrice (1848). Cela ressemble assez à un conflit.

5° Je n'ai point trouvé trace d'avis demandé, ni de réponse faite, ni d'une initiative émanant du Conseil lui-même.

6°, 7°, 8° Je n'ai rien vu qui s'applique directement aux enfants trouvés.

9°, 10° Il n'y a, je crois, rien non plus sur le dernier chef.

11°, 12° Ici les travaux sont très-nombreux.

Art. 10. — Quelques études sur la topographie, mais de statistique peu de chose.

Art. 12. — 1°, 2° Malgré son désir formellement exprimé (15 mai 1853), le Conseil ne peut ni centraliser, ni coordonner les travaux qu'il ne reçoit point. Ici le terrain s'est toujours dérobé sous ses pieds.

Au point de vue des services rendus, en réalité ou virtuellement, il faut certainement faire une grande et noble part au Conseil d'hygiène de la Gironde. Si je ne devais pas être soupçonné de partialité, je dirais qu'il a marché à la tête de tous les Conseils d'hygiène de la province, non seulement pour ce qu'il a fait, mais aussi pour ce qu'il a voulu faire. Par conséquent, la responsabilité de l'insuffisance des résultats incombe tout entière, non aux hommes, mais au caractère même de l'institution. Elle n'est qu'un simple rouage dont l'administration tire le parti qu'il lui convient.

« Il est notoire que, pendant de longues années, la plupart des Préfets et des Maires ont méconnu l'importance du rôle des Conseils d'hygiène, négligeant souvent de les convoquer ou ne tenant aucun compte de leur avis après l'avoir demandé. Tel Préfet, par exemple, oubliait de convoquer les Conseils ; tel autre les dédaignait à ce point que, sur des questions d'hygiène d'une incontestable importance, il prenait des décisions sans en déférer à leur compétence ; enfin, il en est un qui, ayant conçu des doutes sur leur utilité, s'abstenait par principe de les convoquer (1). »

A Bordeaux, l'Administration préfectorale a eu plus d'égards pour les avis du Conseil, sans les suivre toujours d'ailleurs. Mais dans un grand nombre de cas, où le Préfet avait pris des décisions conformes, les industriels n'en ont tenu aucun compte. C'est ce qui est arrivé à une certaine époque, dans cinquante cas sur moins de deux cents faits d'interdiction prononcée, comme le rapporte un travail sur la question, lu au Conseil

---

(1) Bergeron : Les Conseils d'hygiène des départements (*Revue d'hygiène et de police sanitaire*, janvier 1879.)

d'hygiène. Aussi, depuis plus de trente ans (1), ledit Conseil est en instance afin d'obtenir la création d'un Inspecteur de salubrité ayant un caractère administratif, puisqu'il pourrait dresser procès-verbal contre les contrevenants, et assurer ainsi l'exécution approuvée des délibérations du Conseil. La création de cette fonction nouvelle, après avoir eu l'autorisation du Préfet, a échoué misérablement, faute de fonds.

Le Conseil d'hygiène départemental, par l'absence d'un lien administratif assez puissant, en est donc réduit à faire entendre toujours les mêmes doléances sur des points fort importants : abattoirs, cimetières, établissements insalubres (les industriels ne se renferment jamais strictement dans les conditions de leur autorisation) (2), égouts, marais intra-urbains, lavoirs, voirie, etc.

Jusqu'en 1831, tout ce qui touchait à la salubrité de la ville de Bordeaux était décidé par l'autorité municipale. Toutefois, lorsque les questions avaient une gravité particulière, le maire avait recours à des commissions spéciales formées d'hommes compétents, ou bien il s'adressait soit à la Société de médecine, soit à l'Académie des sciences, belles-lettres et arts. Actuellement on ne s'adresse plus à cette compagnie, mais on fait appel aux lumières du Conseil d'hygiène, pour s'y conformer ou non, suivant les circonstances, tout comme s'il n'était qu'une vulgaire Académie, ayant la mission de bien dire sur la santé publique : *argute et eleganter loqui.*

Il faut donc rendre cette justice au Conseil départemental d'hygiène, qu'il a publié de très remarquables travaux sur les questions d'hygiène générale, qu'il s'est constamment trouvé à l'avant-garde lorsque la salubrité publique était menacée, que son zèle a toujours été au niveau de sa mission, qu'il lui est arrivé même de se plaindre que son activité ne possédait point tous ses aliments naturels, mais il a subi les conséquences de son vice originel. Essentiellement consultatif, il est demeuré trop souvent un censeur, toujours écouté avec déférence, sans doute, mais, au fond, importun pour les autorités publiques : préfecture et mairie. D'un autre côté, le défaut de collaboration de la part des arrondissements et des communes l'a conduit à négliger, fatalement, l'une des parties les plus importantes de

(1) La première demande remonte au Conseil de salubrité.
(2) Rapport sur les causes d'insalubrité dans la ville de Bordeaux, p. 20.

sa tâche : je veux dire la statistique. Il existe sans doute des relevés partiels fort bien faits, comme dans le rapport de M. le Dr Levieux sur l'épidémie cholérique de 1849, et dans les rapports de M. H. Gintrac sur l'épidémie cholérique de 1854, et sur l'épidémie de variole de 1870. De même en est-il pour le mémoire de M. Jeannel sur la prostitution. Mais ce sont là des faits particuliers et isolés, et lorsque le Conseil d'hygiène étudia la question des marais de Belleville, en 1868, sa commission se trouva réduite à consulter les registres des Pompes funèbres pour avoir la mortalité comparative des deux paroisses Saint-Bruno et Saint-Michel. Les applications vraiment sérieuses de la statistique à la maladie et à la mortalité restent donc comme un desideratum de premier ordre. Or, comme je l'ai indiqué précédemment, la faute n'en est point au Conseil d'hygiène : les matériaux d'information lui ont manqué.

3° Services municipaux d'hygiène.

Le service de l'hygiène publique se trouve disséminé dans la plupart des divisions de la ville de Bordeaux : police administrative, police municipale, état civil, instruction publique, travaux publics (police de voirie et constructions). A la police administrative est attaché un inspecteur de la salubrité. Des commissions spéciales, nommées par le Maire, examinent les malades indigents, auxquels on accorde des secours de route pour les eaux. Enfin, chacun sait les liens étroits qui unissent l'administration des hospices et les bureaux de bienfaisance à la mairie.

Cette multiplicité de services établit-elle que les besoins de l'hygiène, pleinement satisfaits, n'éprouvent plus de *desiderata?* La complexité de l'action municipale, la possibilité légale de son extension sans limites précises, ont-elles suffi à la satisfaction des exigences légitimes, autant que rigoureuses, de la santé publique? Demandons-le au Conseil d'hygiène, dont la triste plainte se répète vainement sur bien des chefs, d'année en année, et bientôt de génération en génération. Les vœux les plus légitimes sont demeurés stériles et les prédictions de Cassandre, frappant l'air de leur inutile écho, fatiguent, sans les convaincre, les administrations publiques. « Nous organisons la peste à Bordeaux, » disait un jour mélancoliquement l'un des membres du Conseil.

L'administration municipale dont le chef, comme dépositaire

d'une partie importante de la puissance publique, possède des pouvoirs d'une étendue singulière en fait de salubrité, se trouve légalement investi (loi des 16-24 août 1790, titre XI) et non par simple décret ministériel, comme les Conseils d'hygiène, d'attributions de premier ordre, lorsque la santé de la population est menacée. Il y a là une situation manifestement prépondérante, qui doit réduire trop souvent l'action des Conseils d'hygiène aux *verba et voces prætereaque nihil*.

Sauf l'article 12, les attributions du Maire, avec le rôle exécutif, sont exactement les mêmes que celles des Conseils, avec le rôle consultatif exclusif qui les prive de toute influence vraiment efficace. La loi, du moins en principe, ne laisse donc pas en péril permanent les intérêts généraux de la santé publique, car elle donne à l'action de l'hygiène, procédant de l'initiative municipale, ce caractère administratif dont est absolument dépourvu le Conseil central du département.

Mais si la loi donne l'autorité, elle ne donne point la compétence, de telle sorte que les exigences de la salubrité sont en équilibre instable entre deux magistratures émules : l'une qui sait et ne peut point, l'autre qui peut et ne sait point. Pour obtenir de l'administration municipale, sous ce rapport, les bénéfices qu'elle comporte, il faut de toute rigueur deux choses : 1º la concentration des services entre les mains d'un homme compétent ; 2º l'action administrative donnant force de loi aux décisions sanitaires.

La multiplicité des services ayant trait à l'hygiène dans la mairie de Bordeaux est une des raisons qui masquent leur insuffisance aux yeux de nos administrateurs. On ne voit que les bénéfices obtenus, mais les lacunes échappent. Ainsi, la police administrative s'occupe très activement de faire disparaître certaines causes d'insalubrité, mais nous ne pouvons nous en tenir au programme et ne pas apercevoir entre autres : les cimetières, l'abattoir, les marais intra-urbains (1).

---

(1) Depuis que ces lignes ont été envoyées à l'impression, j'ai reçu un rapport du Maire sur un projet de déplacement pour l'abattoir et le marché général aux bestiaux, projet motivé par l'insuffisance de ces deux établissements et par les dangers que le premier présente sur le chef de la salubrité. Cette dernière raison n'est pas comme l'autre d'une vérité récente. Heureusement qu'une impossibilité matérielle de se servir plus longtemps des locaux en usage, a exercé une action décisive en faveur de l'hygiène publique. Attendrons-nous la même chose pour la question du cimetière ?

L'article 10 du décret constitutif du 18 décembre 1848 n'a pu recevoir du Conseil départemental une application sérieuse mais sous la main de l'état civil sont tous les éléments d'information, et c'est à lui qu'il appartient de déterminer l'influence des conditions locales sur la production des maladies et sur la mortalité. Ces conditions déterminées, on pourra ainsi prolonger la vie moyenne, et en prévenant la maladie, combattre à la fois la souffrance, la misère et la mort. Lorsque la production humaine diminue, preuve en soit l'abaissement du chiffre des naissances, il est de nécessité absolue de conserver des bras pour l'industrie, des défenseurs pour le pays.

L'état civil s'est-il livré à Bordeaux à des recherches de cet ordre ? A-t-il contrôlé, comparé les causes de mortalité pour en induire des conclusions pratiques ?

Il pouvait et ne savait point.

En Belgique, en Angleterre, aux États-Unis, on a recours à des mesures sérieuses de désinfection lorsqu'il survient des maladies contagieuses. Le principe contagieux, quel qu'il soit en lui même, ne résiste point aux températures élevées auxquelles on soumet les effets à usage. On peut ainsi modérer très efficacement l'extension des maladies susceptibles de se propager par contagion.

Je ne crois pas trop m'avancer en affirmant que la police administrative n'a jamais pris, à Bordeaux, de semblables mesures, dont elle peut fort bien ignorer jusqu'à l'existence. Son rôle tutélaire présente donc, sous ce rapport, une grave lacune pour la défense des intérêts de la santé publique.

Ici encore la compétence a fait défaut, mais le devoir à remplir demeure entier. Il s'impose impérieusement.

En regard des moyens de désinfection sérieuse que la médecine possède aujourd'hui, il faut placer une mesure complémentaire indispensable, je veux dire l'isolement. C'est là une question soulevée, il y a trente ans, par M. le Dr Levieux, qui, depuis, a toujours combattu pour la bonne cause, et qui, au moment où le triomphe en paraissait assuré, non plus partiellement et incomplètement, comme à Saint-André, mais sans restriction aucune, a vu le fruit de tant d'efforts lui être arraché par une simple décision préfectorale. C'est en m'inspirant de l'exemple donné par cet éminent confrère que j'ai pu obtenir de l'Administration municipale et du Conseil la délibération qui, déplaçant le service des varioleux de Saint-Raphaël où on avait songé à l'installer provisoirement, le transporte, comme étape dernière, à Pellegrin. L'opposition faite à ce projet par le Conseil général est sans valeur administrative. L'obstacle est nul de ce chef.

Il me sera permis de faire remarquer, je l'espère, que si cette détermination a été prise par l'autorité municipale, c'est non point parce qu'elle est un pouvoir administratif, mais parce qu'elle a bien voulu, comme mes collègues du Conseil, accorder quelque compétence, dans l'espèce, à une opinion corroborée par l'avis conforme et unanime de la commission médico-chirurgicale de l'hôpital Saint-André.

Au point de vue de l'isolement je constate, non seulement pour rendre justice à qui la mérite, mais aussi avec un véritable sentiment de satisfaction, que, sous l'administration actuelle, il s'est produit une innovation importante, due à notre honorable confrère M. Plumeau, que la confiance de M. le Maire à chargé de la direction de l'état civil. Dans la dernière épidémie de variole, M. Plumeau a fait faire des inhumations hâtives, et depuis lors, coïncidence fortuite ou cause adjuvante, on a vu la maladie entrer dans une période de décroissance.

Mais la mesure si opportune décidée par M. Plumeau a-t-elle été prise par l'administrateur ou par l'homme compétent ?

Je voudrais voir, dans cette initiative heureuse, comme l'aurore d'une ère nouvelle devant trouver plus tard, dans l'institution d'un bureau municipal d'hygiène, sa consécration définitive. Au pouvoir de l'autorité municipale il faut unir, par les liens d'une étroite dépendance, les lumières des comités d'hygiène ; et, alors, la science ne sera plus traitée comme une étrangère, mais le premier magistrat de la cité s'inspirera toujours de ses conseils, lui faisant la part qu'exige sa légitime et bienfaisante mission ; n'oubliant jamais lui-même que la loi a remis en ses mains les intérêts les plus pressants et les plus graves de la salubrité publique.

Objections.

La principale conclusion de cette étude est, on le voit, l'établissement d'un bureau municipal d'hygiène, pouvant réunir la compétence à l'action administrative dont jouit le maire de la ville, comme dépositaire d'une partie de la puissance publique. Mais plusieurs objections s'élèvent contre une visée qui, à quelques-uns, paraît si étrange, et qui ne peut faire son chemin sans froisser, malheureusement, des traditions respectables, et sans contrarier certaines habitudes.

On prétend, tout d'abord, que la proposition a, relativement au Conseil d'hygiène, un caractère révolutionnaire, le bureau d'hygiène municipal devant se substituer à l'action propre de celui-ci. Je réponds que cette assertion implique une erreur profonde et sur la nature du Conseil d'hygiène et sur celle du bureau municipal. Le premier est purement consultatif, le second n'est pas seulement administratif, mais il est encore la concentration et une meilleure entente de services existant aujourd'hui, en vertu de la loi des 16-24 août 1790, sur la police municipale. S'il y avait partage d'attributions, ce que je n'admets point, ce partage eût été établi par le décret ministériel du 18 décembre 1848. Or, il y a quelque différence entre un décret et une loi. Au point de vue de la législation, le fait principe est donc l'hygiène municipale, et le ministre auteur du décret, M. Tourret, l'a si bien compris, qu'il n'a donné aux comités d'hygiène qu'un caractère consultatif. S'il y avait révolution quelque part, ce serait donc dans la direction qu'imprimerait, *proprio motu*, à l'hygiène municipale, le Conseil central du département.

Le bureau municipal ne change absolument rien à l'économie actuelle, pour ce qui concerne les attributions de ce Conseil. La proposition faite cherche à améliorer l'état présent des choses, à la mairie, par la concentration des services, et en confiant la direction à un homme compétent. C'est une mesure d'ordre intérieur.

J'ai suffisamment démontré, dans le cours de ce travail, l'insuffisance du Conseil d'hygiène, ou plutôt l'inefficacité trop souvent constatée de son action (1). Il en résulte qu'il y a quel-

_____

(1) Dans une circonstance assez récente, en 1873, à un moment où l'on craignait l'invasion du choléra, sur l'initiative personnelle de M. le Dr Levieux, la mairie créa de nombreuses commissions sanitaires auxquelles furent associés les divers membres du Conseil d'hygiène. Il y avait de plus une commission centrale chargée de concentrer les rapports et de faire un travail d'ensemble. De tout ceci, qu'est-il résulté? La commission centrale ne s'est jamais réunie, tous les rapports n'ont pas été déposés, et on a inutilement grossi d'un dossier nouveau les paperasses de la mairie. J'ai été le premier, il y a quelques mois, à secouer la poussière dudit dossier qui renferme des travaux importants au point de vue de l'hygiène publique. Des prémisses toujours, de conclusions point ; donc il y a à innover.

que chose à faire pour mieux sauvegarder les intérêts de l'hygiène. Or, ce que je propose n'est point la suppression de l'état antérieur des choses. Il s'agit non de mesures radicales et révolutionnaires, mais bien de perfectionner les conditions actuelles de l'hygiène municipale. Pour cela il faut, je le répète une fois encore, et la compétence et la concentration.

Je viens de répondre implicitement aux craintes de conflit que j'ai ouï formuler. Le conflit est une lutte de compétence, et si on peut craindre de pareilles luttes pour l'avenir, il est évident qu'on pouvait les craindre aussi dans le passé, comme elles sont à redouter dans le présent. Il me suffit de rappeler ce qui se passa, en 1838, entre le Conseil d'hygiène et le Maire de Bordeaux, à l'égard du dépôt des vénériens et d'un règlement de police municipale. Il n'y eut pas conflit, je l'accorde, mais il y eut opposition, et c'est au préfet qu'il appartient de prononcer en dernier ressort, *quand il juge opportun* de le faire. Alors la question prend le caractère administratif que le Conseil d'hygiène ne saurait lui imprimer.

Mais il y a une objection plus grave, car elle est d'ordre administratif. Les services d'hygiène ont été disséminés dans presque toutes les divisions de la mairie. Ce sont des membres épars qu'il faudrait réunir pour en former un corps homogène. Or, on ne peut réunir sans séparer, au préalable, les parties actuellement constitutives de divers organismes. C'est là un ensemble d'opérations à caractère chirurgical, une vraie vivisection, dont la perspective ne saurait être que fâcheuse pour les parties intéressées. Ce n'est point le suicide, mais c'est la métamorphose, par agrégation nouvelle de matériaux anciens, et, si l'on songe à la multiplicité des services municipaux afférents à l'hygiène, il y a là de quoi faire frémir les administrateurs les mieux disposés en principe.

Je ne saurais dissimuler la force d'une telle objection. Plus la ville de Bordeaux se trouve, sous ce rapport, en avance sur d'autres villes, plus elle a cherché à sauvegarder les intérêts de la santé publique, et plus la complexité des institutions sanitaires municipales rendent le problème délicat et en éloignent la solution.

Et cependant cette solution sera celle d'un avenir que je voudrais croire prochain. L'argument le plus péremptoire, en faveur de l'établissement proposé, est et demeure la grande et grave question de la salubrité, dont certaines exigences non satisfaites deviendront plus impérieuses de jour en jour. Il ne s'agit point d'ailleurs d'une préoccupation purement locale. Des bureaux d'hygiène ont été organisés ou sont en voie de s'orga-niser à Bruxelles, Milan, Turin, Stockholm, Copenhague, Berlin, au Havre, à Nancy, à Lyon. Dans sa séance du 24 février 1880, l'Académie de médecine, sur la proposition de M. N. Guéneau de Mussy, a émis le vœu de créer à Paris un service analogue à celui qui fonctionne avec tant de succès à Bruxelles. — On le voit, c'est un mouvement qui se généralise.

Enfin, il y a un autre intérêt qui n'est point négligeable et que je serais moins autorisé que personne à passer sous silence. Lorsqu'on discutait en commission le projet de convention avec le Ministère, récemment voté par le conseil municipal, l'un des membres de l'administration, pour montrer l'utilité d'un laboratoire d'hygiène, disait qu'il pourrait rendre de véritables services dans le cas où on constituerait un bureau municipal.

Le fait est de pleine évidence, mais il y a une proposition réciproque dont la certitude n'est pas moindre. Un bureau de ce genre serait une source inappréciable autant que féconde, et pour l'enseignement de l'hygiène, et pour les progrès généraux de cette science, qui est devenue le véritable idéal de la médecine.

Ma tâche est accomplie et si je n'ai pas complètement convaincu ceux de qui dépend le succès de l'entreprise, peut-être aurai-je été assez heureux pour provoquer de leur part de nouvelles et sérieuses réflexions. Servir la cause de l'hygiène, car tel est le but poursuivi, c'est servir également celle du pays tout entier. Mais n'oublions point, ici comme toujours, que le temps est un grand maître, et qu'il ne respecte point les œuvres qui se sont passées de son concours (1).

_____

(1) Il faut tenir compte en toute chose du tempérament local. A Bordeaux, nous nous hâterons lentement, sans doute, mais le but sera atteint.

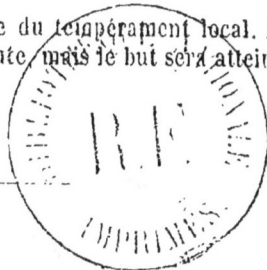

www.ingramcontent.com/pod-product-compliance
Lightning Source LLC
Chambersburg PA
CBHW070800220326
41520CB00053B/4679